AF613347

PUBLICATIONS DE LA SOCIÉTÉ FRANÇAISE D'HYGIÈNE

LA PROPRETÉ

DE

L'INDIVIDU ET DE LA MAISON

PAR

LE DOCTEUR E. MONIN

Secrétaire de la Société Française d'Hygiène

Lauréat (Médaille de vermeil) du Concours 1883

1808

PARIS

AU BUREAU DE LA SOCIÉTÉ

30, RUE DU DRAGON, 30

1884

BUREAU DE LA SOCIÉTÉ FRANÇAISE D'HYGIÈNE
1881.

Président d'honneur : S. M. Don Pedro II, Empereur du Brésil ;

Président : M. Marié-Davy ;

Vice-Présidents : MM. Durand-Fardel, Bonnafont, Péan, Moutard-Martin, Chevandier (de la Drôme), Muller.

Secrétaire général : M. de Pietra Santa.

Secrétaires : MM. Joltrain, Ménière (d'Angers), F. Bremond, Saffray, Landur, Monin, G. Meynet, Blache.

Membres du Conseil d'administration :

MM. Durand-Claye, Desain, Limousin, Passant, Tollet, Calvo, Mallez, Ladreit de Lacharrière, Le Coin, Bégin (*Paris*).

MM. Mauris, Yvares, Launay, Rampal, Nivet, Evrard, Delezenne, Levieux, G. Trapenard, Farina, Tarras (*Province*).

Trésorier : M. Tréhyou.

Bibliothécaire : M. Dromain. — *Archiviste :* M. E. Monin.

Chef du Laboratoire : M. Ch. Thomas.

LA PROPRETÉ

DE

L'INDIVIDU ET DE LA MAISON

BUREAU DE LA SOCIÉTÉ FRANÇAISE D'HYGIÈNE
1884.

Président d'honneur : S. M. DON PEDRO II, Empereur du Brésil;

Président : M. MARIÉ-DAVY;

Vice-Présidents : MM. DURAND-FARDEL, BONNAFONT, PÉAN, MOUTARD-MARTIN, CHEVANDIER (de la Drôme), MULLER,

Secrétai e général : M. DE PIETRA SANTA.

Secrétaires : MM. JOLTRAIN, MÉNIÈRE (d'Angers), F. BREMOND, SAFFRAY, LANDUR, MONIN, G. MEYNET, BLACHE.

Membres du Conseil d'administration :

MM. DURAND-CLAYE, DESAIN, LIMOUSIN, PASSANT, TOLLET, CALVO, MALLEZ, LADREIT DE LACHARRIÈRE, LE COIN, BÉGIN (*Paris*).

MM. MAURIN, YVAREN, LAUNAY, RAMPAL, NIVET, EVRARD, DELEZENNE, LEVIEUX, G. TRAPENARD, FARINA, TARRAS (*Province*).

Trésorier : M. TRÉHYOU.

Bibliothécaire : M. DROMAIN. — *Archiviste :* M. E. MONIN.

Chef du Laboratoire : M. CH. THOMAS.

LA PROPRETÉ

DE

L'INDIVIDU ET DE LA MAISON

PUBLICATIONS DE LA SOCIÉTÉ FRANÇAISE D'HYGIÈNE

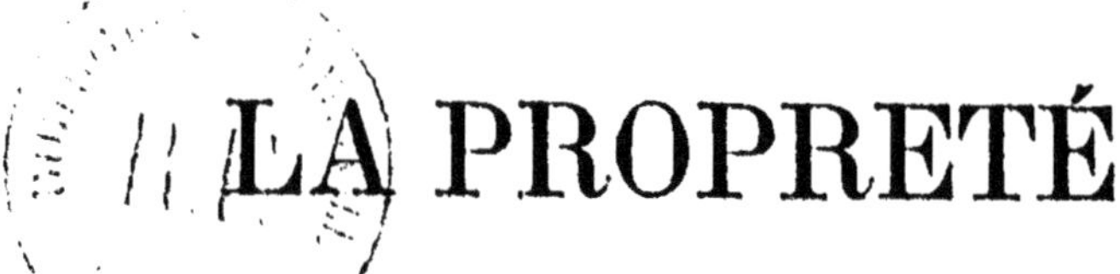

LA PROPRETÉ

DE

L'INDIVIDU ET DE LA MAISON

PAR

Le Docteur E. MONIN

Secrétaire de la Société Française d'Hygiène

Lauréat (Médaille de vermeil) du Concours 1883

PARIS

AU BUREAU DE LA SOCIÉTÉ

30, RUE DU DRAGON, 30

1884

TABLE DES MATIÈRES

LA PROPRETÉ

DE

L'INDIVIDU ET DE LA MAISON

AVANT-PROPOS

La Société Française d'hygiène avait accepté, pour le concours de 1883, la question proposée par notre savant collègue M. le Dr Mathias Roth, de Londres, fondateur du prix :

La propreté de la maison et de la personne.

Toutefois, la Commission chargée de la rédaction du programme, bien qu'en laissant aux concurrents toute latitude, avait cru pouvoir appeler leur attention sur la nécessité d'envisager le sujet proposé dans les circonstances multiples de la vie sociale.

A cet effet, la question avait été posée en ces termes :

« La propreté de l'individu et de la maison aux différents âges, dans les deux sexes, et dans les diverses conditions sociales, à la ville et à la campagne. »

La Commission désignée pour apprécier et juger les mémoires des concurrents, composée de MM. Passant, président, Bouffé, Brohon, Menière d'Angers, et Blayac secrétaire rapporteur, a été unanime pour récompenser :

1° D'une *médaille de vermeil* le mémoire portant pour épigraphe :

> L'arme du siècle, c'est la plume,
> Levier qu'Archimède a rêvé.
>
> HÉGÉSIPPE MOREAU.

du Dr E. MONIN, de Paris.

2° D'une *médaille de bronze* le mémoire portant l'épigraphe :

> Male olet qui bene olet,
> Bene olet qui nihil olet.

du Dr TOURREIL, de Paris.

« La Commission, écrit M. Blayac, rapporteur, a trouvé ces deux mémoires rédigés dans un style clair et correct ; les idées préliminaires afférentes au domaine de la physiologie y sont mises à la portée des intelligences les moins cultivées.

» ....L'auteur du mémoire n° 1 fait preuve de sérieuses qualités, et comme écrivain, et comme hygiéniste. Des citations empruntées à des auteurs philosophiques, et à des médecins célèbres, émaillent une rédaction bien conduite d'un bout à l'autre.

» Le plan du travail est heureux.

» Un tableau synoptique termine le mémoire. Ce tableau qui résume toute l'œuvre, a le rare mérite d'une clarté parfaite. D'un simple coup d'œil il permet de juger la valeur de l'ensemble ; il met en relief les qualités incontestables de l'auteur, qualités d'ordre et de méthode. »

Dans ces conditions, le Bureau de la Société a pensé qu'il y avait lieu :

1° De se départir des règles ordinaires adoptées pour les concours (Rédaction par une Commission spéciale d'un *tract* devenant ainsi l'œuvre de la Société) ;

2° De publier le travail de M. le Dr Monin dans sa forme originale et personnelle.

Notre sympathique collègue s'est d'ailleurs imposé le devoir de faire les retouches et modifications de détails, qui lui avaient été indiquées par la Commission présidée par M. le Dr Passant.

Puisse le bienveillant public, faire à cette nouvelle publication de la Société française d'hygiène, l'accueil empressé qu'il n'a pas marchandé aux précédentes.

Ce sera toujours un précieux encouragement pour cette légion de jeunes travailleurs qui s'inspirent, sans cesse, de la parole fatidique inscrite sur la devise de la Société : *Laboremus !*

Dr de Pietra Santa

Secrétaire général.

Paris, ce 1er Mars 1884.

CHAPITRE PREMIER.

La Propreté en général. — Son Importance. — Son Étendue.

La peau, cette enveloppe protectrice de l'homme, constitue un tissu éminemment vasculaire, qui maintient en équilibre la température extérieure du corps. De plus, c'est un organe de sécrétion, d'excrétion, d'absorption et de respiration. Aussi, depuis Sanctorius, tous les physiologistes se sont accordés à reconnaître la peau comme l'un de nos plus importants organes, et à river intimement (pour ainsi dire) les conditions de la santé humaine au bon fonctionnement du tégument externe.

Par les sécrétions sudorale et sébacée, et par la perspiration constante (ou transpiration dite *insensible*) dont ses innombrables pores sont le siège, la peau dégage plus de substances que les reins, que les poumons eux-mêmes. C'est pourquoi les animaux dont on supprime les fonctions cutanées (les chevaux que l'on enduit de goudron, par exemple) meurent peut-être plus lentement, mais tout aussi sûrement, que si l'on venait à entraver chez eux l'acte respiratoire. La mort, dans la variole confluente, est souvent due à la suppression, par l'éruption, des fonctions cutanées...

Ces quelques exemples sont de nature à montrer pourquoi la propreté est instinctive, non seulement à l'homme, mais à tous les êtres vivants. Si l'on voit les animaux eux-mêmes passer la moitié de leur vie à nettoyer, par tous les moyens, leur peau de ses souillures ; si, pour la santé de nos chevaux, nous usons quantité d'eau et quantité d'étrilles; si la civilisation, exagérant la propreté individuelle, l'a transformée en coquetterie; si nous voyons actuellement la propreté générale ou publique demeurer l'un des *desiderata* les plus étudiés de l'hygiène sociale... ; — c'est que l'homme a, de tout temps, reconnu que la propreté est vraiment la pierre angulaire de la santé, et que la malpropreté est une des grandes pourvoyeuses de la Mort. « L'homme et les moisissures ne vont guère ensemble, a écrit Fonssagrives : celui-là dépérit où celles-ci prospèrent. »

Raspail émet cet aphorisme : « Le malpropre est la proie incessante d'un malaise continu. » Inversement, la propreté préserve des indispositions et des maladies. La Rochefoucauld disait : « Elle est au corps, ce que l'amabilité est à l'âme. » et Bacon : « ce que la décence est aux mœurs. » Ce n'est point assez dire. Elle est vraiment la « santé visible » ou tout au moins « sa colonne fondamentale » (Hufeland). Plus nécessaire aux jeunes sujets que l'air et l'aliment, le bon fonctionnement de la peau fait des organismes sains et robustes : la propreté, véritable élixir de longévité en vain cherché par tant d'alchimistes, devient, conséquemment, l'indispensable élément de l'hygiène du vieillard. C'est pour lui surtout qu'ont été faits, l'aphorisme si original du professeur Bouchardat : « La peau est le vicaire du rein », et la comparaison si ingénieuse de Currie : « La peau est la soupape de sûreté de la machine animale. »

L'eau était pour les anciens un élément d'une valeur inappréciable, et que toutes les religions un peu sérieuses ont cru devoir poétiser par les pratiques anciennes du baptême et des ablutions saintes. Chez les Grecs, le bain était une des obligations les plus sacrées de l'hospitalité ; chez les Romains, cette pratique atteignit les plus luxueux raffinements. Les Ayurvédas nous montrent quelle importance religieuse avaient les ablutions chez les anciens Hindous. Moïse chez les Hébreux, Mahomet chez les Arabes, multiplièrent à l'infini ces ablutions, toujours sous le prétexte emblématique d'une purification morale; mais, en réalité, parce que ces grands hommes sentaient profondément l'influence salutaire de ces pratiques d'hygiène, surtout dans les pays chauds, où « l'eau est à la peau ce que l'air est aux poumons. »

L'usage de l'eau est seul capable de tonifier le tégument externe, de favoriser ses facultés d'absorption, d'entraîner les produits épidermiques usés, et de conserver ainsi l'intégrité du toucher, en aidant la nutrition, « ce tourbillon incessant » dont parle Cuvier, et qui est véritablement la caractéristique de la vie.

La propreté doit se traduire sur la totalité du corps, qui constitue, dans son ensemble harmonique, un seul et grand organe. Conséquemment, les lotions générales et les bains doivent jouer, dans l'hygiène privée, un rôle prépondérant, et cela, indépendamment de toute considération d'âge, de sexe, de condition. De plus, certains organes demanderont des soins de propreté spéciaux; l'âge du berceau impliquera une hygiène cutanée un peu différente, dans la pratique, de celle des autres âges, etc., etc.

D'autre part, la propreté s'étendra, de la peau, à tout ce qui constitue le *milieu humain*. Elle régnera partout : dans l'*alimentation*, dans le *logement* (ferme, école, caserne); dans le *vêtement*, cette habitation intime; dans le *lit*, ce vêtement de l'homme endormi ou malade. Enfin, certaines classes de la société appartenant à des *professions* dangereuses pour la peau (tanneurs, forgerons, médecins, manieurs de poisons, etc.), devront, plus que d'autres, faire de la minutieuse propreté le but constant de leurs efforts. Pour ceux-là surtout, être propre, c'est être bien portant. Eux surtout peuvent dire : « La propreté, c'est la santé visible. »

En résumé, la propreté, individuellement, concerne la peau, dont le bon fonctionnement est indispensable à la vie. Généralement, elle s'applique au milieu humain, englobant tout ce qui entoure l'homme et devenant ainsi l'indispensable condition de la vitalité des agglomérations humaines. Au moyen âge, « la propreté était un vice, et le bain une indécence » (J. Arnould) ; l'absence d'hygiène cutanée rendait fréquentes et graves les affections parasitaires les plus simples, et attirait incessamment sur la peau les décharges morbides des plus affreuses diathèses. Alors la malpropreté s'étendait comme une lèpre aux habitations et aux rues, et reflétait sur la peau la puissance de son empire. Elle créait de toutes pièces des espèces morbides jusqu'alors ignorées ; elle insufflait la vie aux épidémies pestilentielles, plus meurtrières que les plus sanglantes batailles du temps...

Aujourd'hui, la volonté active de l'homme, et les améliorations incessantes que l'instruction, dissipant les ténèbres de l'ignorance, apporte tous les jours dans les esprits, ont, sans aucun doute, *changé tout cela*, et modifié notablement les mœurs hygiéniques des pays civilisés. Mais la propreté a encore besoin d'être prêchée sans relâche par tous ceux qui ont une langue et qui tiennent une plume.

« L'habitude, a dit excellemment Alibert, l'habitude tient les rênes de l'organisme animal. » Elle perfectionne la propreté comme tout le reste. Apprenons donc de bonne heure la propreté à nos enfants. Montrons-leur combien indispensables sont les soins individuels qu'enseigne l'Hygiène ; bien vite ils comprendront alors l'importance et la moralité des données de la Médecine Publique. Et lorsque, plus tard, ils pourront avoir à donner leur opinion dans les assemblées communales et autres, où leurs connaissances et leurs vertus civiques les feront entrer, ils imposeront à leurs concitoyens, comme nécessaires : des constructions saines, des rues larges et aérées, des maisons bien ventilées, où seront aménagés de larges approvisionnements d'eaux, des fosses d'aisances hygiéniquement installées; des égouts construits selon l'importance des villes et les exigences de la science moderne. Bref, ils élargiront, d'eux-mêmes, toutes les données de l'hygiène privée, pour les appliquer sans hésiter aux sociétés urbaines. Il leur suffira de se souvenir que c'est dans la malpropreté que les épidémies viennent puiser sans cesse leurs forces et, pour ainsi dire, leur vie; que l'eau, divinisée par la Cité Antique, est la plus cruelle ennemie des miasmes; que presque toutes les fièvres sont d'origine putride, et méritent le nom de *maladies de malpropreté*, de même que presque toutes les misères physiologiques dérivent de la saleté individuelle; en un mot (et pour en finir avec ces généralités), que la PROPRETÉ EST L'UN DES PLUS PUISSANTS ANTAGONISTES DE LA MORT.

CHAPITRE II.

La propreté Individuelle aux divers Ages, dans les deux Sexes, dans les diverses parties du Corps.

Un chapitre qui porte un titre semblable pourrait s'étendre à l'infini. Nous nous bornerons à en esquisser les lignes principales.

Deux fois par jour l'homme doit lotionner son visage, ses mains et ses pieds, ainsi que sa région ano-génitale. Ces lotions se feront le matin au lever et le soir au coucher. Théoriquement, l'eau chaude est meilleure pour la propreté, parce qu'elle dissout mieux les corps gras et les impuretés du tégument externe, et nettoie, en un mot, mieux que l'eau froide. Mais le lavage à l'eau froide est indispensable, pour endurcir contre les variations atmosphériques les parties de la surface cutanée qui sont habituellement exposées à l'air. L'aspersion ou l'affusion, dans ce cas, en donnant à l'eau un mouvement qui lui permet d'entraîner les impuretés de la peau, doit être conseillée ; avec l'habitude, on peut utiliser ainsi une quantité d'eau même limitée, dans une opération rapide et économique.

Pour les ablutions, le *savon* devient un auxiliaire des plus utiles. Instrument par excellence de la propreté, il déterge la peau en l'assouplissant, et en émulsionnant les particules graisseuses qui la souillent. Le savon dit *de Marseille* est préférable au savon noir, qui mousse difficilement. Il faut avoir soin d'éviter, pour la peau fine du visage, les savons mous ou noirs, qui sont à base de potasse et dans lesquelles l'alcali, toujours en excès, joue un rôle irritant qui peut causer au tégument externe des inflammations et des gerçures, parfois même des éruptions durables.

Toutes les semaines, ou au moins tous les quinze jours, l'hygiène commande un bain général de nettoyage ou de propreté, bain tiède entre 28 et 32° centigrades. Le bain, préconisé par tous les législateurs, est indispensable à la santé : « J'abandonnerais l'exercice de la médecine, a écrit justement Percy, si l'on m'interdisait l'usage du bain. » Cependant le bain n'est pas encore (il s'en faut) entré dans nos mœurs. On trouve souvent, surtout dans le midi de la France, des ouvriers ou des agriculteurs plongés encore dans leur crasse originelle, « patine de la malpropreté » (Munaret). Il serait temps, croyons-nous, de songer à imiter les Romains en créant des thermes publics, ou tout au moins en subventionnant certains baigneurs. Les bains à bon marché constituent, pour les classes pauvres et laborieuses, une institution nécessaire ; et les services que M. Dollfus a rendus aux ouvriers de Mulhouse, en créant les bains à deux sous, ont plus fait pour la question sociale que toutes les déclamations des politiciens.

L'action du bain réside dans le nettoyage de la peau, dont l'épiderme, imbibé et ramolli, se détache, entraînant dans sa chute les souillures dont il est revêtu. Nous ne saurions parler ici des bains composés, de mer, sulfureux, etc. Cependant, mentionnons le bain *alcalin*, très utile pour décrasser certains épidermes gras ; les bains de *son*, d'*amidon*, de *gélatine*, qui assouplissent en le détergeant le tégument externe. Le bain froid ne contribue qu'imparfaitement à la propreté cutanée, à moins qu'il ne soit pris fréquemment, ou aidé de frictions savonneuses.

⁂

Avant d'étudier la propreté aux divers âges, il est bon d'insister sur les divers points du corps qui doivent être l'objet de soins spéciaux. Encore une fois, nous ne pouvons nous étendre longuement sur ces détails, sous peine d'augmenter les limites de ce petit traité.

Tous les huit jours, il faut prendre un bain de *pieds*, sans préjudice des lotions quotidiennes, qui, pour les marcheurs, seront faites à l'eau alcoolisée. Ceux-ci devront, en outre, couper leurs ongles en carré, changer souvent leurs bas et leur chaussures, soigner leurs callosités, etc.

Les *mains* seront lavées, toutes les fois qu'il sera nécessaire (mais plutôt lorsqu'on rentre que lorsqu'on sort). On emploiera, pour ces lavages, de l'eau et du savon de bonne qualité, qui ne sera ni rance ni alcalin. Fréquemment, on nettoiera les ongles des mains avec un cure-ongle en os (et non en acier, parce que l'acier fait des raies où s'accumulent les matières grasses et les poussières) ; après avoir fait usage du cure ongle, on achèvera le nettoyage avec une brosse et du savon.

Les *lèvres*, dont la muqueuse délicate est facile à irriter, seront le siège de la propreté la plus minutieuse, notamment aux commissures, que l'on nettoiera après chaque repas.

Les soins des *dents* se résument ainsi : se rincer la bouche après chaque repas ; — user du cure-dents en plume ou en bois, chaque fois que cela sera nécessaire ; — se brosser soigneusement matin et soir les arcades dentaires, pour empêcher l'accumulation du tartre.

Toutes les anfractuosités du visage et du cou seront lavées matin et soir à l'eau froide avec un linge de toile ; on respirera chaque fois par le *nez* un peu d'eau

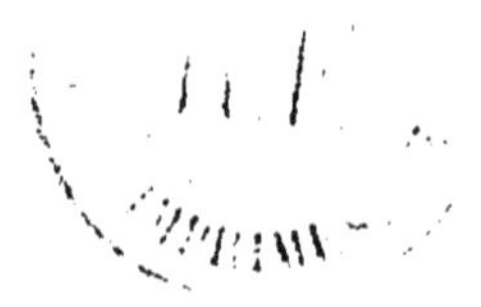

fraîche ; les *oreilles* seront nettoyées avec une petite éponge et un peu d'huile fraîche pour empêcher l'accumulation du *cérumen :* ces soins sont surtout indispensables dans le jeune âge, à cause de l'abondance de la sécrétion cérumineuse.

Les objets servant à la toilette du *cuir chevelu* seront tenus très propres et soigneusement personnels ; on usera matin et soir du peigne et de la brosse ; on emploiera très modérément les pommades et les huiles. Le rasoir sera chauffé à 100 degrés dans la flamme d'une lampe à alcool, pour qu'il ne puisse être le véhicule de germes parasitaires.

Inutile de s'appesantir sur la propreté des parties génitales. Les sécrétions sébacées et autres dont ces organes sont le siège, devront être minutieusement abstergées. La femme fera matin et soir une injection de propreté. Le mucus vaginal fermente facilement, surtout aux époques mensuelles, où la femme devra redoubler les soins de propreté, les bains locaux, lotions vulvaires et injections vaginales. Il faut recommander surtout aux jeunes filles des soins hygiéniques fréquents : c'est le seul moyen de leur éviter le prurit qui entraîne si facilement aux habitudes solitaires. Malheureusement, les *meubles* spécialement dévolus à la propreté intime de la femme n'ont pas la largeur suffisante pour déterger convenablement une région par elle-même assez anfractueuse.....

∴

La propreté chez le nouveau-né et le nourrisson. — A sa naissance, l'enfant sera frictionné avec un peu de beurre frais, ou mieux avec un jaune d'œuf ; puis mis dans un bain tiède savonneux qui dissoudra doucement l'enduit sébacé dont il est revêtu. L'enfant sera emmaillotté, puis placé dans un berceau garni d'une petite paillasse que l'on remplacera souvent. Les langes de l'enfant seront changés et nettoyés chaque fois qu'ils seront souillés. Toutes les fois que l'enfant aura sali sa couche, on devra le laver, l'essuyer, le poudrer, et le mettre dans du linge propre.

Les nourrissons ont d'autant plus besoin de la propreté scrupuleuse de la peau, que la sécrétion épidermoïdale est chez eux plus active ; de plus, leur peau, fréquemment salie par des déjections plus ou moins acides, s'enflamme aisément. Tous les jours, le nouveau-né sera lotionné rapidement avec de l'eau dégourdie et légèrement savonneuse, principalement dans la région de l'anus et des organes génitaux. De plus, on lui donnera trois fois par semaine un grand bain tiède de dix minutes.

La tête du nouveau-né est le siège d'une sécrétion noirâtre, qu'il faut nettoyer chaque jour avec une brosse et de l'eau tiède savonneuse ; c'est le seul moyen de lui éviter des " gourmes ", des manifestations herpétiques graves. *L'œil du nouveau-né*, très sujet aux irritations et à la purulence, sera l'objet d'une constante surveillance au point de vue de la propreté.

En un mot, le nourrisson et tout ce qui l'entoure (langes, lit, biberon, chambre, etc.) seront tenus très propres.

***

Nous serons bref en ce qui concerne la *seconde enfance*, pour ne pas répéter (comme dans l'Hygiène du nouveau-né) ce que la Société française d'Hygiène a si magistralement exposé dans deux publications connues (1).

Nous insisterons seulement sur un point : la pro-

(1) *L'hygiène de la première Enfance*, 6e édition, 1883.
L'hygiène de la deuxième Enfance, 1882.

preté est l'indispensable condition de la chasteté. L'onanisme est souvent produit, surtout chez les petites filles, par la malpropreté de la région ano-génitale (ou par des petits vers nommés *oxyures*) engendrant des démangeaisons insupportables, et provoquant par cela même des attouchements dangereux.

∴

« Nous vieillissons surtout par la peau, » a écrit le professeur Bouchardat. Conclusion : le vieillard doit veiller soigneusement à l'entretien de son tégument externe. La propreté n'est pas uniquement, comme l'a dit Mme Necker, la *toilette* de la vieillesse, elle en est aussi la *santé* : non seulement la santé *générale*, c'est-à-dire celle qui résulte de l'équilibre fonctionnel, de la souplesse des organes, de la composition normale des humeurs ; mais encore la santé *locale* de la peau elle-même. Tout vieillard qui n'entretient pas, par des lotions et des bains, l'extrême propreté de son revêtement épidermique, s'expose à une pénible et dangereuse affection, le *prurigo senilis*.

Le linge et les vêtements des vieillards seront l'objet de soins minutieux, que nous allons exposer tout à l'heure en général, nous bornant à rappeler, pour ceux qui sont au versant occidental de la vie, la belle et profonde pensée de notre J.-J. Joubert : « Il y a, dans les vêtements propres et frais, une sorte de jeunesse, dont la vieillesse doit s'entourer. »

CHAPITRE III.

La propreté du Vêtement et du Lit.

La propreté du vêtement, « ce logement intime », est non moins importante que celle de la maison, et elle est la condition *sine quâ non* de la propreté cutanée. D'autre part, il est démontré, par des observations trop certaines, que le linge et les habits sont les fréquents véhicules des miasmes morbides. Et par linge, nous ne saurions entendre seulement le linge de corps (chemise, mouchoir etc.) ; il faut y comprendre également le linge du lit, celui de la toilette, celui de la table, celui de la cuisine. Aussi souvent qu'il sera souillé, il devra être livré au lavage, et immédiatement remplacé (dans les usages respectifs que nous venons d'énumérer), par du linge rigoureusement propre.

Les sociétés anciennes (Grecs, Romains), malgré le degré avancé de civilisation qu'elles atteignirent, ignorèrent toujours l'importance hygiénique du linge de corps. C'est ce qui nous explique pourquoi elles avaient besoin de suppléer à son absence en usant journellement de bains généraux : sans ces bains, les peuples anciens n'auraient pu, surtout dans leurs climats chauds, conserver l'équilibre de leur santé. Au moyen âge, où l'on supprima l'usage des pratiques balnéaires réputées immorales et dignes des païens, l'on ne porta point, pour cela, davantage de linge que les anciens. Aussi vit-on sévir d'épouvantables épidémies d'affections cutanées, aujourd'hui disparues, mais dont la description, relatée par les auteurs du temps, stupéfie aujourd'hui l'imagination des médecins : gale, lèpre, teigne, syphilis cutanée..., tous ces grands fléaux du moyen âge, entretenus par la saleté et transportés par les guerres, eurent pour principal facteur le mépris absolu de l'hygiène individuelle.

Les vêtements que nous portons doivent être, tous les jours, soigneusement brossés et débarrassés de leurs souillures. De temps à autre, il serait bon de les désinfecter à fond, dans la chaleur à 100° d'une étuve sèche, ou dans les purifiantes vapeurs d'acide sulfureux. Combien de maladies contagieuses n'éloignerait-on pas, si l'on écoutait ce que la science enseigne à cet égard ! Dans les camps, fréquemment l'administration militaire évita le typhus et enraya des épidémies menaçantes, en ordonnant la complète désinfection des uniformes et hardes des soldats, et en recommandant à ceux-ci la propreté la plus scrupuleuse dans leur équipement.

Les vêtements doivent, en tous cas, être, le plus souvent possible, battus, lavés, brossés, exposés à l'air ; et, bien plus fréquemment qu'on ne le fait, remplacés momentanément par des vêtements de rechange : cette précaution est aussi nécessaire et aussi vraie pour la blouse du travailleur que pour la redingote du bourgeois.

Le *linge de corps* doit être changé fréquemment : la chemise, trois ou quatre fois par semaine ; le caleçon, une ou deux fois ; les bas et chaussettes tous les jours ou tous les deux jours ; on se guidera, d'ailleurs, sur les considérations de saison, de profession et de fonctionnement variable de la peau. Il faut absolument avoir une chemise de nuit et une de jour, et ne jamais conserver pendant la nuit le linge de la journée. Le gilet de flanelle, que l'on doit quitter la nuit, est une pièce du linge de corps que l'on renouvelle trop rarement en général : il faut considérer que la laine s'infecte beaucoup plus vite que le coton ou la toile : ce qui rend bien plus nuisible qu'utile le gilet de flanelle, lorsqu'il n'est pas lavé et renouvelé à chaque instant.

On doit posséder au moins deux sortes de coiffures et deux paires de chaussures, pour pouvoir entretenir selon les exigences de la propreté, ces pièces accessoires du vêtement, qui s'appliquent directement sur certaines parties du corps.

Le *mouchoir* est une pièce de tissu en lin ou en chanvre, assouplie par le lavage, et dont l'introduction dans nos mœurs est de date récente, puisque nous la devons au tabac ! Il importe de renouveler très souvent le mouchoir, et de livrer au lavage cette pièce d'habillement, toutes les fois qu'elle est d'une propreté douteuse. Le mouchoir est un propagateur efficace des miasmes : il existe dans la science de multiples observations de fièvres graves, d'ophtalmies purulentes, de maladies virulentes et contagieuses (syphilis), communiquées par son dangereux intermédiaire.

∴

Nous devons dire enfin quelques mots de la *propreté du lit*, qui n'est, on le sait, que le « vêtement de l'homme qui dort » et aussi de l'homme malade. Le lit doit être l'objet de soins particuliers. Le lit de fer et le sommier métallique élastique offrent, au point de vue de l'hygiène, d'inappréciables avantages : faciles à nettoyer et à ventiler chaque jour, ils n'offrent pas, comme les bois et paillasses, un nid tout préparé aux punaises, un asile sûr aux poussières et aux miasmes.

Pour la même raison, le lit n'aura pas de rideaux. Le *matelas*, de crin, sera exposé quelque temps à l'air avant de faire le lit ; tous les ans, il sera rebattu avec soin et sa toile sera lessivée. La réfection des matelas doit être faite avec bien plus de soin qu'on en apporte d'ordinaire : il faudra, après avoir cardé la laine, la maintenir plusieurs jours exposée au grand air, et ne pas oublier, avant le cardage, de la battre consciencieusement à la baguette.

Les *draps* du lit seront en toile, et livrés au blanchissage tous les quinze jours en été, tous les mois en hiver. Les traversins, oreillers de crin et de plume, édredons et couvertures, réclament un entretien, une aération et une réfection constantes. La propreté régnera ainsi dans toutes les parties du lit. Tous les jours ses diverses pièces seront, une heure au moins, exposées à des courants d'air : puis le lit sera refait, avant le balayage du plancher.

CHAPITRE IV.

La propreté de l'Habitation en général et de la Ville.

La malpropreté des logements constitue une des causes tangibles des épidémies. Rien de plus nuisible à la vie que ces habitations insalubres, ces taudis méphitiques, récemment décrits par Marjolin, où le sol, dégradé, est jonché d'ordures et de débris de toute sorte; où l'eau fait défaut; où règnent partout, avec la malpropreté, la misère et la mort.

L'hygiène de la maison est l'indispensable facteur de l'hygiène de la ville : faire pénétrer dans l'habitation la propreté constante, voilà le seul moyen d'atténuer les causes d'infection des cités populeuses. A force de propreté, les Hollandais ont rendu leur pays, insalubre par excellence, fort peu accessible aux épidémies. Pendant ce temps, nous voyons à Rome le quartier des Juifs, et, à San-Francisco, le quartier Chinois, tous deux remarquables par une légendaire saleté, devenir à tout instant les points de départ des épidémies les plus meurtrières.

A un point de vue plus élevé, la propreté du logis s'élève à la hauteur d'une véritable importance sociale. On se porte mieux et l'on se plaît davantage dans un logement bien entretenu. L'amour du foyer, qui joue dans ce qu'on nomme la « question sociale » un rôle incontestable, devient donc ainsi le corollaire direct de la propreté.

Pour obtenir cette hygiène tant désirable de l'habitation, ce qu'il faut surtout, c'est de l'eau, de l'eau en abondance, et facile à évacuer (lorsqu'elle est salie), par une communication directe avec les égouts : ceux-ci devront recevoir facilement les eaux de pluie, les eaux industrielles, les eaux ménagères ; et de leur bonne installation dépendra l'hygiène des maisons et des agglomérations urbaines.

L'ordonnance de police du 23 septembre 1853 « sur les logements insalubres » prescrit de tenir la maison, tant à l'intérieur qu'à l'extérieur, dans un état constant de propreté. Les cabinets d'aisances seront disposés et ventilés selon certaines règles d'architecture ; le sol sera imperméable et proprement entretenu. Pour empêcher les habitations de tuer tant d'individus et d'irradier autour d'eux tant de ferments morbides, il faut entretenir également les éviers et les cours intérieures ; partout établir le système des fosses mobiles ; blanchir tous les ans à la chaux les murs des souterrains, des cuisines et des cours ; éloigner des maisons tout ce qui est susceptible de décomposition (déchets culinaires, os, légumes, etc.). A l'intérieur des pièces habitées, vernir les murs à l'huile, cirer les planchers ; balayer avec soin toutes les parties de l'habitation ; éviter d'épousseter les plafonds et les meubles, mais les frotter avec un chiffon humide et les essuyer ; remplacer partout les tapisseries par des peintures à l'huile ; reblanchir souvent les plafonds ; laver souvent les carrelages et nettoyer les murs ; entretenir limpides les vitres des croisées ; battre quotidiennement les tapis, rideaux et nattes. Il faut essuyer et nettoyer de préférence les angles et les coins des chambres, les aspérités et moulures des murs, des meubles et des plafonds : c'est dans les anfractuosités que séjournent de préférence les poussières miasmatiques.

Les latrines, partout construites à l'anglaise, seront bien aérées et tenues minutieusement propres : on évitera la stagnation des urines, eaux ménagères et immondices, que l'on désinfectera par le sulfate de fer; on évitera également l'accumulation du linge sale, qui sera donné à blanchir au fur et à mesure.

Insistons sur la nécessité de *balayer* souvent les cours, corridors et passages : il faut gratter et laver tout ce qui résiste au balai ; dans les water-closets, plombs, ruisseaux, rigoles et gargouilles, nettoyer avec soin les sièges, cuvettes, réservoirs et canaux, avec de l'eau mêlée d'eau de javelle (on évitera, bien entendu, de verser les urines dans les plombs d'eaux ménagères). Enfin il faut tous les jours réunir et nettoyer les débris alimentaires et les résidus quotidiens de la cuisine : on les jettera dans des seaux, qui les déverseront ensuite au tombereau ou à l'égout.

Tels sont, en quelques lignes très courtes, les soins de propreté que réclame la maison. Nous voyons que certaines de ses parties sont plus sujettes à la malpropreté. Ce sont celles-là qu'il faut surtout activement surveiller. Le maître de maison veillera à la propreté de la *cuisine*, dans son local et dans ses ustensiles, dans ses tables, fourneaux, buffets et garde-manger ; il exigera que les salières, huiliers, plats creux renfermant des substances alimentaires, etc., soient recouverts soigneusement, et tenus ainsi à l'abri des causes de souillure extérieures.

Outre l'hygiène du lit, dont nous avons dit quelques mots dans le précédent chapitre, la *chambre à coucher* sera maintenue minutieusement propre. Elle renfermera peu de meubles, et le moins possible de glaces et de tableaux, qui sont nids de poussière et réceptacles de saleté. Le cabinet de toilette recevra les insalubrités (urines, eaux de savon et de lavage) dans des seaux inodores à cuvette, souvent vidés et rincés, et que l'on désinfectera aisément par le permanganate de potasse. Le linge et les objets salis n'y stationneront en aucun cas, accumulés, comme on le voit trop souvent, dans des malles, et des armoires. Ils seront mis à sécher, et livrés, aussitôt que possible, à la lessive. Le vase et la table de nuit seront minutieusement nettoyés, désinfectés et aérés tous les matins ; ces meubles ne devront servir, en aucun cas, pendant la journée, à leur usage habituel.

C'est principalement dans les endroits où vivent des malades (et dans les hôpitaux par-dessus tout) que devra régner la propreté parfaite et exquise du logement ; sans elle, les germes morbides revêtiront fatalement la plus énergique activité. C'est surtout dans les chambres des malades et des accouchées que l'on devra changer et laver souvent les linges, tenir tous les objets propres et rigoureusement personnels ; enlever et désinfecter rapidement les déjections.

. . . .

∴

L'*hygiène urbaine* consiste, avons-nous dit, principalement dans la propreté de la maison. Il faut naturellement y joindre la propreté des voies de communications ; cette propreté s'obtient par l'enlèvement quotidien des boues, ordures et immondices, et l'écoulement régulier dans des égouts multipliés et à pente suffisante, de toutes les eaux domestiques et industrielles. Le pavage, l'asphaltage et le macadamisage faciliteront puissamment les soins incessants de balayage et d'arrosement que nécessitent les grands centres.

Résumons ici, d'après Chevallier, notre très regretté Président, les conditions indispensables à la propreté d'une grande ville :

1° Point de dépôts ni de projections d'immondices sur la voie publique : car ils ne tardent pas à s'y disséminer et à produire de la boue.

2° Conservation des immondices dans la maison jusqu'à ce que passent les voitures destinées à les enlever. Les voitures, peu élevées, jamais surchargées pour ne pas répandre leur trop-plein, seront affectées à certains quartiers et y circuleront à des heures fixes, où elles recevront immédiatement les ordures des maisons.

3° Ecoulement direct à l'égout des eaux ménagères.

4° Placement d'urinoirs sur la voie publique, en grand nombre et construits avec soin.

5° Etablissement de latrines publiques en proportion suffisante, disposées et surveillées de manière à ce qu'elles ne se convertissent pas en cloaques.

CHAPITRE V.

La propreté de l'habitation Rurale et du Paysan.

Les mouvements incessants des couches atmosphériques, l'intensité des phénomènes électriques et lumineux, et, par-dessus tout, la bienfaisante action d'épuration qu'exerce une végétation luxuriante, donnent à l'habitation à la campagne des qualités vivifiantes proverbiales. Nos organismes y trouvent la stimulation fonctionnelle et le perfectionnement nutritif : la *longévité* est le privilège du campagnard.

Celui-ci pourtant gâte sans cesse, par une incroyable ignorance des règles les plus élémentaires de l'hygiène publique et privée, les conditions exceptionnelles du milieu où la nature l'a plongé.

Les *logements agricoles* sont des plus insalubres : encombrés par des provisions de toute sorte (chanvre, oignons, charcuteries) ; émaillés de crachats, de débris de légumes, d'excrétions de tout genre ; maculés de fumée ; souillés constamment par les animaux qui vivent avec le paysan dans une déplorable promiscuité (chiens, chats, poules) ; — partout, les locaux insuffisants où naît, vit et meurt l'habitant de la campagne, sont jonchés (pour ainsi dire) des malpropretés les plus malsaines. Partout croupissent sur le sol les eaux ménagères, pendant que les guenilles du ménage pourrissent au plafond ; le mobilier est sordide, le lit fangeux et insuffisant. Voilà l'habitation rurale, sans exagénération aucune : alentour, des fumiers et des ordures irradient incessamment les miasmes les plus dangereux.

L'hygiène commande au paysan d'éviter pour sa maison les toitures de chaume, qui se pourrissent ; d'élever le sol de son logement au-dessus du terrain ambiant ; de planchéier ce sol, ou au moins de le paver. Il assurera, par des conduites appropriées, l'écoulement de ses eaux ménagères ; il balaiera et lavera souvent son habitation, y fera circuler l'air, entretiendra dans son mobilier et son lit la propreté indispensable. Il ne suspendra au plafond ni linge, ni provisions de bouche. Il éloignera de sa maison les étables, écuries et poulaillers. Ces annexes de la ferme seront assainis et imperméabilisés par un pavage en pente, où seront creusées des rigoles et des purinières : ces dernières seront toujours placées en dehors des écuries. Chaque jour, on enlèvera les fumiers, on balaiera le sol et l'on y multipliera les lavages à grande eau, seuls capables d'en supprimer les cloaques. Puis, les fumiers seront désinfectés au dehors, les étables ventilées et fréquemment munies de litières fraîches. La même propreté s'appliquera aux hangars et aux granges. Pour cela, il faut de l'eau : en pourvoyant chaque ferme d'une citerne, le problème sera résolu ; et le plus souvent, l'eau du ciel se chargera de remplir les réservoirs.

Le paysan doit éviter la cohabitation avec ses bêtes. Outre l'action méphitique, il risque la contagion des teignes trichophytique et faveuse, si communes à la campagne, ainsi que les gales et prurigos parasitaires que communiquent les poulaillers.

Les villages sont, naturellement, aussi malpropres que les habitations rurales, et constituent (selon l'énergique expression d'A. Layet), « de véritables latrines publiques. » Empêcher les dépôts de fumier ; enlever ceux-ci le plus tôt possible, après désinfection préalable (par un mélange de plâtre, sulfate de fer et phosphate acide de chaux); désinfecter, par un mélange intime et constant avec la terre, les excréments humains; éloigner des maisons les mares; multiplier les citernes et fontaines publiques, soigneusement entretenues; — voilà les principales règles d'hygiène publique facilement applicables au village.

S'il est un individu auquel il faille prêcher la propreté, c'est bien le *campagnard*. Couvert d'une crasse épaisse et inamovible, tout au plus se lave-t-il le dimanche : « il ne se baigne que s'il tombe à l'eau », nous dit plaisamment Munaret. Aussi le paysan devient-il *sourd* de bonne heure, par l'accumulation du cérumen dans ses oreilles; *édenté* par les stratifications calcaires qui déchaussent ses alvéoles; *chauve*, par suite de son éloignement constant et médité de la brosse et du peigne. Malpropre dans son linge et dans ses vêtements, il offre, par une saleté constitutionnelle, le plus favorable terrain aux *parasites :* on voit les larves des mouches, les poux, les teignes, la gale invétérée, etc., s'implanter de bonne heure sur les enfants des campagnes, moins bien soignés que les pourceaux, et chez qui la malpropreté la plus insigne règne héréditaire et respectée...

A ce navrant tableau, que l'on ne saurait nous accuser de noircir, les progrès de l'instruction apporteront-ils des changements désirables? On peut l'espérer; mais le devoir de tout homme de cœur est d'y pousser, en élevant la voix au nom du *bon sens*, que nos paysans se flattent parfois d'avoir monopolisé. Le bon sens dicte au paysan les soins qu'il doit prendre de sa personne. Il est entouré d'*exemples* dont il a tort de ne point profiter: nous voulons parler des animaux, « sans lesquels (comme disait Buffon) la nature humaine serait incompréhensible. »

Le paysan fera tous les matins des ablutions, qu'il renouvellera avant ses repas et avant son sommeil ; deux fois au moins tous les mois, il se baignera et se savonnera dans une cuve, qu'il destinera chez lui à cet usage spécial. Il tiendra propres notamment ses dents, ses oreilles, ses cheveux et sa barbe ; il changera, au moins deux fois par semaine, son linge de corps et aura soin d'avoir une *chemise de nuit*. Il battra et lavera fréquemment ses vêtements. Il n'oubliera point que les travaux des champs exigent de sa part la propreté individuelle la plus minutieuse et de plus le lessivage répété de ses vêtements de labeur...

CHAPITRE VI.

La propreté de l'Ecole et de l'Ecolier.

Dans les écoles, on peut bien dire également, au point de vue où nous nous sommes placé dans ce travail, que « l'âge d'or est devant nous, hélas ! et non derrière » !

Au village, l'école devra toujours être construite loin des mares, des fumiers et des dépôts d'immondices. A la ville, on l'écartera le plus possible des grandes agglomérations populaires. On entretiendra avec le plus grand soin les locaux scolaires, vestibules, escaliers, couloirs, cours de récréation, etc., par des balayages et des lavages multipliés. Il faut s'occuper surtout des latrines scolaires, qui laissent tant à désirer : établir des fosses mobiles pour les cabinets d'aisances, et des urinoirs, séparés des cabinets, à parois d'ardoise ou de faïence. Les murs des cabinets seront recouverts de silicate de zinc, pour permettre des lavages fréquents et faciles ; le siége sera en bois, et le système à l'anglaise : si l'eau est en quantité insuffisante, on adoptera le *dry earth closet*. Tels sont, brièvement, les vœux des hygiénistes, que s'efforce de réaliser actuellement l'autorité ministérielle.

Les classes et le préau couvert seront l'objet de soins assidus de la part des instituteurs. Ceux-ci veilleront à ce que l'air des salles soit renouvelé ; à ce que les planchers, carreaux et murs soient l'objet de fréquents nettoyages. Tous les ans, ils profiteront de l'époque des vacances pour faire reblanchir à la chaux, après un grattage préalable, les murs et plafonds des locaux scolaires. Faire régner partout la propreté, c'est le vrai moyen de faire aimer l'hygiène. D'ailleurs, nulle autre part qu'à l'école, l'hygiène de l'habitation n'est plus nécessaire (comme l'hygiène en général, pourrions-nous ajouter). On ne saurait mieux montrer, que par des exemples, l'impérieuse utilité de cette science, ainsi que les bienfaits qu'elle apporte, sans bruit, au perfectionnement physique et moral de l'homme. S'il est vrai que l'hygiène préserve de la médecine, c'est surtout *en action* qu'il faut en montrer à l'enfant les excellents principes ; il est à la fois rationnel et facile de profiter de cet âge « qui vibre à tout », suivant le mot de Michelet, pour faire germer des citoyens capables d'exalter notre vitalité nationale...

Les écoliers, il faut bien le dire, sont généralement fort malpropres. Aussi les instituteurs devront-ils, à chaque classe, inspecter la figure, les mains, la tête, le linge et les vêtements des enfants ; veiller (par une visite hebdomadaire complète) à ce que les lavages et les bains leur soient donnés régulièrement ; faire de fréquents reproches, au sujet de la propreté, non seulement aux enfants, mais surtout aux parents ; si ces reproches sont inutiles, recourir aux punitions ; et, finalement, si l'on se heurte, malgré tout, à l'indocilité et au mauvais vouloir, ne pas hésiter à renvoyer les enfants dans leur famille.

La malpropreté cause chez les enfants bien des indispositions, et fait fermenter bien des levains morbides. Les teignes, qui dépouillent (parfois d'une façon définitive) le cuir chevelu et retentissent souvent, malheureusement, sur la santé générale, ont pour cause primordiale indéniable la malpropreté. Le Dr Jules

Bergeron l'a démontré naguère : il a expliqué ainsi la diminution des teignes avec les progrès de la civilisation, qui fait fuir peu à peu l'incurie, l'ignorance et la misère; il a rendu compte aussi de leur plus grande fréquence dans les pays méridionaux, où la saleté est plus générale que dans le nord (1). Eh bien! il importe encore de recommander, dans les salles d'asile, écoles et lycées, la plus stricte et la plus soigneuse surveillance de l'état du cuir chevelu. Pour éviter la contagion des teignes (comme, du reste, des poux et des autres maladies parasitaires), les maîtres veilleront à ce que les peignes et autres *objets de toilette* soient rigoureusement personnels, et régulièrement nettoyés; ils empêcheront, par des punitions sévères, la promiscuité des *coiffures*, si fréquente chez les écoliers. Enfin, en faisant exécuter aux enfants ces règlements d'ordre, *ils auront soin de leur en faire comprendre la raison d'être et la valeur*....

(1) L'action du climat ne saurait, toutefois, être négligée.

CHAPITRE VII.

La propreté dans l'Hygiène Professionnelle (publique ou privée).—L'Ouvrier et l'Atelier.—Appendice sur la propreté Militaire.

« La plupart des industries sont insalubres », a écrit M. de Freycinet, dans son remarquable *Traité d'assainissement industriel*. Il est certain que le manouvrier se trouve plongé ordinairement dans des milieux nuisibles à la conservation de sa santé. Et nous ne parlons pas ici de l'atelier seulement. Les habitations ouvrières ! Quoi de plus lamentable ? Le mépris de l'hygiène publique, comme le mépris de l'humanité, s'y affiche avec impudeur. Comment voulez-vous demander à l'ouvrier de suivre les lois de l'hygiène privée, si vous ne modifiez d'abord son habitation ?

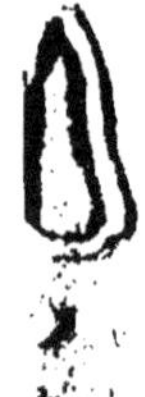

Cependant, une ordonnance du préfet de police, en date du 7 mai 1878, a réglementé les conditions exigibles pour les *garnis d'ouvriers* : sol imperméable, fréquemment lavé ; murs badigeonnés à la chaux ou à l'huile, lessivés ou recrépis tous les ans au moins ; papiers de tapisseries fréquemment renouvelés ; corridors, paliers, escaliers, cabinets d'aisances, lavés et nettoyés plusieurs fois par jour ; linge de toilette, draps et couvertures fréquemment changés, etc., etc. Voilà quelques-uns des excellents dispositifs de l'ordonnance préfectorale. Mais il y a loin de la coupe aux lèvres, et plus loin encore de la théorie à la pratique. L'exécution des précédentes prescriptions exigerait une vigilance administrative peu usitée ; un travail constant, auquel ne nous ont pas habitués les Conseils d'hygiène ; enfin, une quantité d'eau journalière qui n'existe même pas actuellement (chose triste à dire) dans la capitale du monde....

*
* *

Le véritable milieu de l'ouvrier, c'est l'*atelier*. Il demande, au point de vue de la propreté, et partant, de l'assainissement, une installation hygiénique particulière. Le sol, variable selon le genre d'industrie, sera tantôt planchéié, cimenté, bitumé ou carrelé, tantôt recouvert de sciure de bois ou de sable fin; si l'on cherche l'imperméabilité, on disposera le sol en pente, dans le but de faciliter l'écoulement des eaux et des immondices industrielles. Les murs et plafonds seront stuqués ou silicatés, pour être lavés plus aisément. Si l'atelier renferme des poussières dans son atmosphère, l'ouvrier sera muni d'un *masque* respirateur, spécialement destiné à la filtration de l'air inspiré (1).

Certaines industries sont l'objet de réglementations spéciales de *police sanitaire*. Des mesures de propreté particulières sont ainsi exigées : des fabriques de suifs, tanneries, corroieries, mégisseries ; des fabriques de poudrette, vacheries, porcheries, ménageries, infirmeries de chiens, hôpitaux d'animaux, etc.; des dépôts de salaisons, ateliers d'équarrissage, chambres d'extraction des parties soyeuses des chrysalides, etc., etc., en général, de toutes les industries qui mettent en œuvre des produits animaux. Nous ne saurions rappeler ici, même en résumé, ces prescriptions officielles. Nous

(1) Respirateur Wolff.

dirons seulement que, pour tous les *dépôts d'animaux*, on exige un sol imperméable et creusé en pente, fréquemment nettoyé de son fumier et arrosé de désinfectants chimiques, avant le renouvellement de la paille. Pour les *abattoirs*, la police ordonne avec raison l'enlèvement rapide du sang, des fumiers, des résidus animaux de toute sorte ; le pavage des cours, où seront disposées des cuvettes et rigoles destinées à envoyer à l'égout les produits de déchets industriels. Dans l'intérieur des villes, plus que partout ailleurs, l'hygiène exige l'imperméabilité et l'imputrescibilité du sol des *étables*.

*
* *

L'artisan, en général, doit avoir de sa personne les soins les plus minutieux. Il protégera sa peau par des vêtements spéciaux de travail, serrés au cou, aux poignets et aux malléoles ; par des chaussures solides et exactement appliquées ; enfin, s'il le faut, par des gants de travail. Quant à la préservation des muqueuses contre les poussières, elle s'obtient (nous l'avons dit) par les divers masques ou respirateurs.

L'ouvrier songera fréquemment aux frictions savonneuses, aux douches et bains généraux ; ce sont pour lui des armes hygiéniques, qui lui permettront de lutter, autant que cela est possible, contre la malfaisante action du milieu. Les artisans qui travaillent le *plomb*, ce roi des poisons industriels (les typographes, coloristes, chauffeurs-mécaniciens, ébénistes, étameurs, empaqueteurs, teinturiers, vitriers, tailleurs de limes, fabricants de bâches, de cuirs vernis, de gants, de mèches à briquets et de crayons de mineurs, les cérusiers, fleuristes etc., etc.), doivent (c'est pour eux une question vitale) *avoir pour constant objectif la propreté la plus scrupuleuse.*

Dans les ateliers d'imprimerie bien installés, se trouveront un nombre considérable de lavabos, permettant aux typographes de se nettoyer souvent et facilement les mains, et surtout les ongles. En traçant, d'ailleurs, les règles hygiéniques de prévention contre le saturnisme, le Conseil de salubrité a surtout songé aux ouvriers *cérusiers*, auxquels sont recommandés la propreté exquise du corps, des vêtements, des outils, et le lavage fréquent des mains et de la face. Ces ouvriers doivent se rincer soigneusement la bouche avant leurs repas; au sortir de l'usine, nettoyer leurs mains, leur face, leurs muqueuses, etc. (mais seulement après avoir épousseté leurs habits de ville, déposé leurs vêtements de labeur, épongé à grande eau leurs chaussures). Pour se nettoyer les mains et les avant-bras, pour débarrasser des particules toxiques les anfractuosités de leurs ongles, ils frotteront vivement ces parties avec du sable ou de l'argile (que le patron de l'usine devra mettre à leur disposition), et les rinceront ensuite à l'eau courante. Les cérusiers ne prendront aucun repas à l'atelier. Ils auront tous les trois jours recours aux bains tièdes, savonneux ou sulfureux ; tous les quinze jours ils laveront leurs blouses et leurs gants de travail ; le sol, les tables et sièges des ateliers seront tenus extrêmement propres, et l'eau y sera répandue à profusion. Enfin, des soins minutieux sont recommandés aux ouvriers pour leurs dents et leurs gencives, où, comme en un lieu d'élection, s'accumulent les particules plombiques.

***

Les prescriptions que nous venons de résumer ne sont pas applicables aux seuls cérusiers. *Une foule de corps de métiers* doivent se les approprier intégralement; ceux qui manient les dangereux *sels de mercure*, tels que les étameurs, doreurs, photographes, chapeliers, empailleurs, ouvriers en poteaux télégraphiques; ceux qui utilisent des produits *arsenicaux*, c'est-à-dire les ouvriers en papiers peints et abat-jour, les teinturiers, coloristes, fleuristes, feuillagistes, etc. ; ceux qui emploient le *cuivre* et ses composés, tels que les ouvriers chaudronniers, bronzeurs, estampeurs, horlogers, fabricants de verdet, etc.

***

Les *houilleurs* doivent suivre une hygiène spéciale, où la propreté joue, comme toujours, un rôle primordial. Ils tiendront leur peau très propre, laveront, avant chaque repas, leurs figures et leurs mains, et nettoieront après chaque journée, la totalité de leur corps. Toutes les compagnies houillères devraient distraire de leurs énormes dividendes les sommes nécessaires pour réaliser partout, dans les mines, la propreté de l'ouvrier et de ses vêtements : installer partout des *vestiaires-lavoirs* pour les mineurs, et généraliser les *pulvérisateurs à eau* adoptés, dans quelques fabriques de briquettes de houille, pour abattre la poussière et rendre ainsi plus facile et plus sain l'horrible travail des mines.

***

Les personnes qui manient le *sucre* (confiseurs) et les produits *chimiques* (épiciers, pharmaciens); les personnes en contact avec les *animaux* (vétérinaires) ou les produits animaux (tailleurs, boyaudiers, fossoyeurs, cardeurs de laine, crin et plume), doivent être d'une propreté exquise, s'ils veulent éviter de dangereuses et rebelles *dermatoses*. Non seulement elles laveront fréquemment leurs mains à grande eau, mais elles les isoleront, par des onctions de glycérine et de corps gras; chaque fois, pour ainsi dire, qu'elles auront à redouter un contact malpropre ou dangereux, elles s'enduiront de substances graisseuses les avant-bras et les mains. *Si parva licet componere magnis*, pourquoi n'appliquerions-nous pas ici cette prescription aux médecins, aux sages-femmes, aux nourrices?

Les personnes qui sont, par-dessus tout, exposées aux poussières, les aiguiseurs, briquetiers, carriers, plâtriers, amidonniers, bluteurs et mesureurs de grains, meuniers, boulangers, fripiers, chiffonniers, cardeurs de matelas, etc., etc., doivent fréquemment changer leurs vêtements, se débarrasser de leurs poussières par la brosse; recourir, aussi souvent que possible, aux lotions et aux bains.

L'importance de toutes ces précautions de propreté sera comprise facilement par l'artisan, si les *Conseils d'hygiène* et les *écrivains populaires* prennent à tâche de répandre partout d'aussi capitales notions. Les associations ouvrières se chargent bien d'en assurer l'exécution pratique et le développement. Alors pourra régner dans la classe populaire la santé, « ce problème social qui, d'après lord Beaconsfield, doit primer tous les autres. »

***

APPENDICE

Sur la propreté dans la profession Militaire.

Longtemps on n'a rien dit, rien écrit, et (ce qui pis est) rien fait, pour la propreté du soldat. Celui-ci, quand, par hasard, il ne considérait pas la saleté comme une vertu militaire, n'avait guère, pour satisfaire ses besoins d'hygiène corporelle, que les baignades des quatre mois d'été.

Cependant, Dieu sait si les exercices, la sueur, les poussières, les corvées de l'écurie, les promiscuités de la nourriture, du coucher, de la vie en commun, engendrent la crasse individuelle chez le soldat, la malpropreté et la puanteur dans les chambrées!

On a, toutefois (dans les nouvelles casernes), installé des lavabos. On a essayé des systèmes de bains de vapeur, bien insuffisants pour le lavage du corps; on a inauguré, à diverses reprises, des méthodes variées de lavages, savonneux ou non, par immersion (bains) ou par aspersion (douches). Quelques chefs de corps exigent des soldats une friction savonneuse journalière avec le gant de crin.

Au point de vue de la *balnéation* dans les casernes, tout indique que l'on est sur la voie de systèmes pratiques, qui feront entrer au régiment la vraie propreté corporelle, au lieu de la propreté apparente des boutons de cuivre.

Il est vraiment à désirer que l'armée ne continue pas à être une école de saleté, comme elle en fut longtemps une d'alcoolisme. Pour cela il faut exiger du soldat des *frictions générales tous les jours avec un gant de crin trempé dans l'eau de savon;* pour éviter la stomatite ulcéro-membraneuse, faire rincer souvent la bouche des soldats et nettoyer leurs dents avec un mouchoir et de l'eau de savon; veiller également par des visites fréquentes, à la propreté du cuir chevelu, des organes génitaux, et surtout des pieds. Si le soldat ne prend des bains de pieds fréquents, il se forme sur ses orteils des stratifications noirâtres et épaisses, qui détermineront, pendant la marche, des ulcérations étendues.

Le vêtement du soldat sera tenu très propre; comme linge de corps, deux chemises de coton, un caleçon, un mouchoir et une serviette lui sont absolument indispensables.

*
* *

— La caserne est abominablement méphitique, parce que ses murailles et son sol s'imprègnent sans trêve de toutes les saletés imaginables. La première chose à faire pour remédier à la malpropreté du logement militaire, c'est d'imiter les Prussiens, qui ont une chambrée de jour et une de sommeil. Ensuite, il faut imperméabiliser le sol et les murs de la caserne, et les maintenir dans un état constant de propreté obligatoire, qui n'est réalisable que par de quoditiens lavages à grande eau.

Nous résumerons enfin dans les propositions suivantes la propreté dans les *camps* : enlever et éloigner tous les jours les fumiers et les eaux grasses; enfouir profondément tous les débris organiques et surtout les déchets animaux; — recouvrir de terre les fosses qui servent de latrines; — renouveler souvent la paille qui sert de coucher aux troupes, etc.

Nous sommes convaincu que c'est seulement en observant étroitement les *règles de la propreté* que l'on pourra faire mentir la phrase si triste qu'écrivait, au siècle dernier, l'hygiéniste militaire Pringle, parlant du soldat : « *Plus occidit aer quam gladius.* »

CONCLUSIONS SYNOPTIQUES.

PROPRETÉ DU CORPS HUMAIN

- *de la peau en général* (indispensable non-seulement à la santé, mais même à la vie)
  - *Lotions*, aspersions, affusions, ablutions savonneuses (tous les jours).
  - *Bain* de propreté tous les 15 jours.
- des diverses parties du corps
  - *Pieds :* Lotions quotidiennes et bain hebdomadaire.
  - *Mains et ongles :* ablutions savonneuses et frictions avec la brosse, répétées aussi souvent qu'il sera nécessaire.
  - *Bouche, lèvres, dents :* rinçage après chaque repas — brosser les dents matin et soir.
  - *Visage, cou, nez, oreilles :* absterger matin et soir ces parties.
  - *Cuir chevelu, barbe :* peigner et brosser matin et soir les cheveux et la barbe (le peigne, la brosse et le rasoir seront rigoureusement personnels).
  - *Région génito-anale :* lotions matin et soir.
- *Propreté aux divers âges*, dans les deux sexes.

PROPRETÉ DU VÊTEMENT

- *Vêtement proprement dit* — brossé et battu tous les jours au moins.
- Linge de corps
  - *Chemise (de jour et de nuit), chaussettes :* changées trois fois par semaine.
  - *Caleçon, gilet de flanelle :* changés une fois par semaine.
  - *Mouchoir :* changé deux ou trois fois par semaine.
- *Propreté spéciale du lit.*

PROPRETÉ DE LA MAISON (à l'intérieur et à l'extérieur)

- *Eau* en abondance, pour laver partout et entraîner les eaux ménagères et immondices à l'égout.
- *Sol* imperméable, etc.
- *Balayage* fréquent ; laver et gratter tout ce qui résiste au balai, etc.
- *Blanchissage des murs* à la chaux.
- *Éloignement des déchets* de toute sorte, sans retard.
- Hygiène des *diverses parties* de la maison.
- *La propreté urbaine*, corollaire direct de la propreté de l'habitation.

PROPRETÉ ENVISAGÉE SELON L'ÉTAT CIVIL

- *Propreté de l'habitation rurale et du paysan* (comme corollaire, propreté du village).
- — *de l'école et de l'écolier.*
- — *de l'ouvrier et de l'atelier.*
- — *industrielle, considérée dans ses rapports avec la police sanitaire.*
- — *du soldat, de la caserne et du camp.*

PARIS. — IMPRIMERIE CHARLES SCHLAEBER, 257, RUE SAINT-HONORÉ

PRINCIPALES PUBLICATIONS DE LA SOCIÉTÉ
(1877 à 1884).

N° 1. Dr DE PIETRA SANTA. *Société française d'hygiène*, sa raison d'être, son but, son avenir ; broch. in-8°, 1877.

N° 2. M. C. TOLLET. La Réforme du casernement et les Bains-Douches ; broch. in-8° avec tableaux et planches, 1877.

N° 3. Dr DE PIETRA SANTA. Les Hospices marins et les Écoles de rachitiques (participation de la Société française d'hygiène à l'Exposition de 1878) ; broch. in-8°, 1878.

N° 4. M. PLACIDE COULY Du Choix d'un état au point de vue hygiénique et social (participation de la Société française d'hygiène à l'Exposition de 1878) ; broch. in-8°, 1878.

N° 5. Dr R. BLACHE. Étude sur les Biberons. Rapport à la Société ; broch. in-8°, 1879.

N° 6. ASSAINISSEMENT DE PARIS. Épuration et utilisation des Eaux d'égout de la ville (Presqu'île de Gennevilliers et forêt de Saint-Germain). Documents divers; broch. in-8°, 1880.

N° 7. GUIDE DU VACCINATEUR. Les deux Vaccins ; broch. in-18, avec figures, 1881.

N° 8. HYGIÈNE ET ÉDUCATION DE LA PREMIÈRE ENFANCE. Cette brochure de la Société (MM. Blache, Ladreit de Lacharrière et Ménière d'Angers, rapporteurs), in-18, a eu sa 1re édition en 1879 et sa 6e édition en 1883 (chacune tirée à 10,000 exemplaires).

N° 9. HYGIÈNE ET ÉDUCATION DE LA DEUXIÈME ENFANCE (MM. R. Blache, A. Houlès et Le Coin, rapporteurs), in-18, Paris, 1882.

N° 10. ASSAINISSEMENT DE PARIS (Les Odeurs de Paris et les Systèmes des Vidanges); broch. in-8°, 1882.

N° 11. Dr E. MONIN. Obésité et maigreur; broch. in-8°, 1re et 2e Éditions, 1883.

N° 12. ANNUAIRES DE LA SOCIÉTÉ. Statuts ; — Bureau ; — Comités d'études ; — Renseignements divers ; — Liste générale des membres ; broch. in-8°, 1880, 1882, 1884.

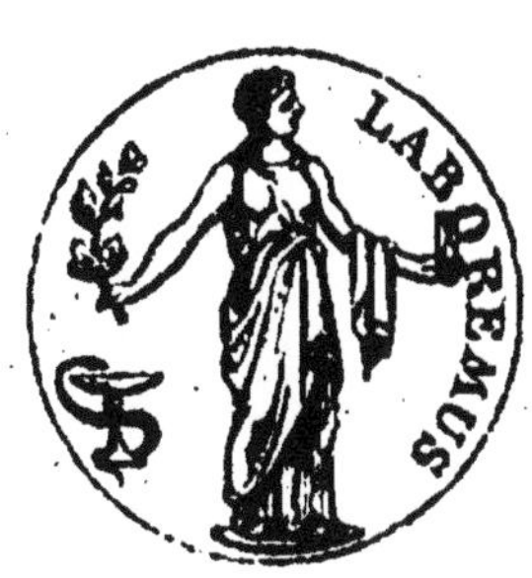

PARIS.—IMP. CHARLES SCHLAEBER, 257, RUE SAINT-HONORÉ

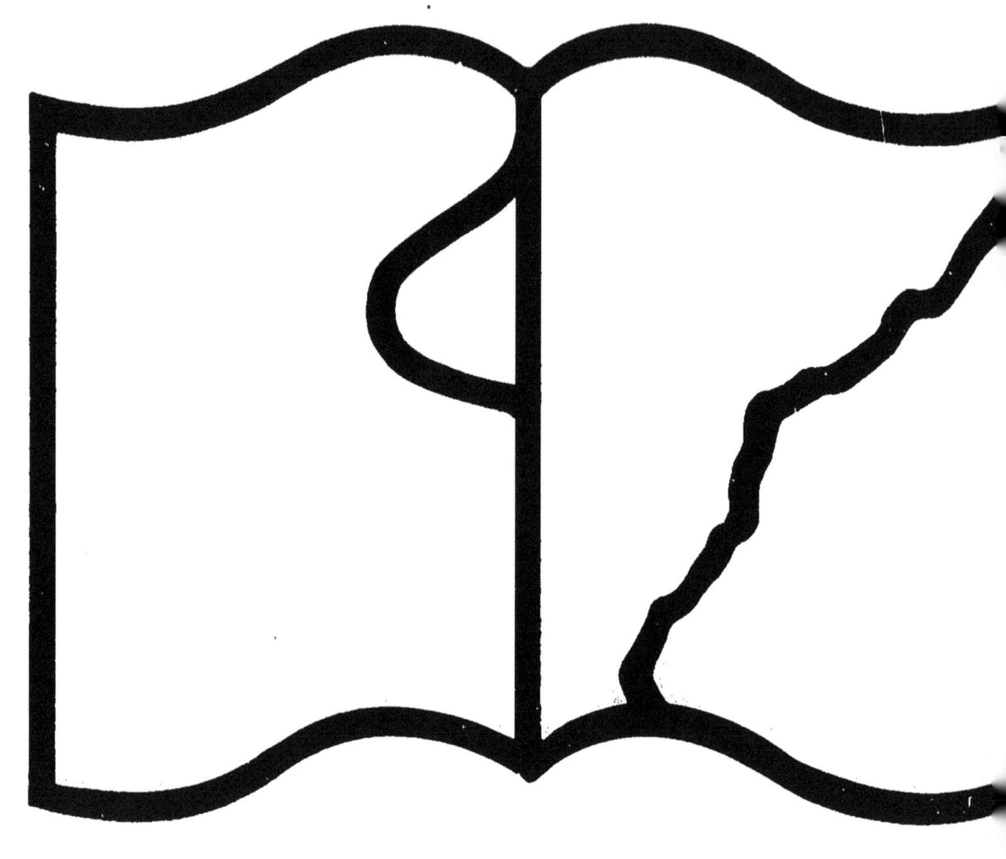

Texte détérioré — reliure défectueuse

NF Z 43-120-11

www.ingramcontent.com/pod-product-compliance
Ingram Content Group UK Ltd.
Pitfield, Milton Keynes, MK11 3LW, UK
UKHW021135230726
13926UKWH00002B/805